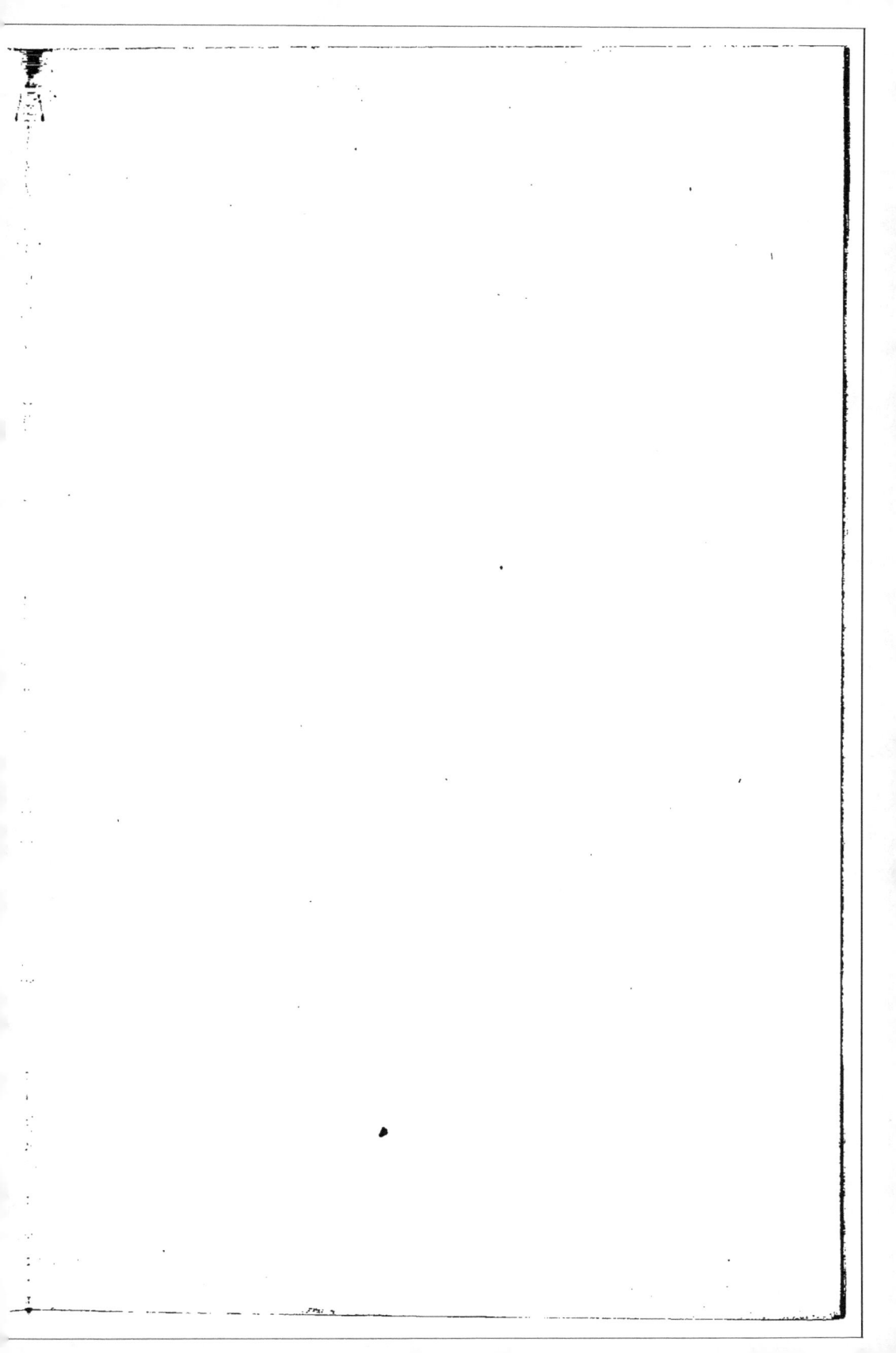

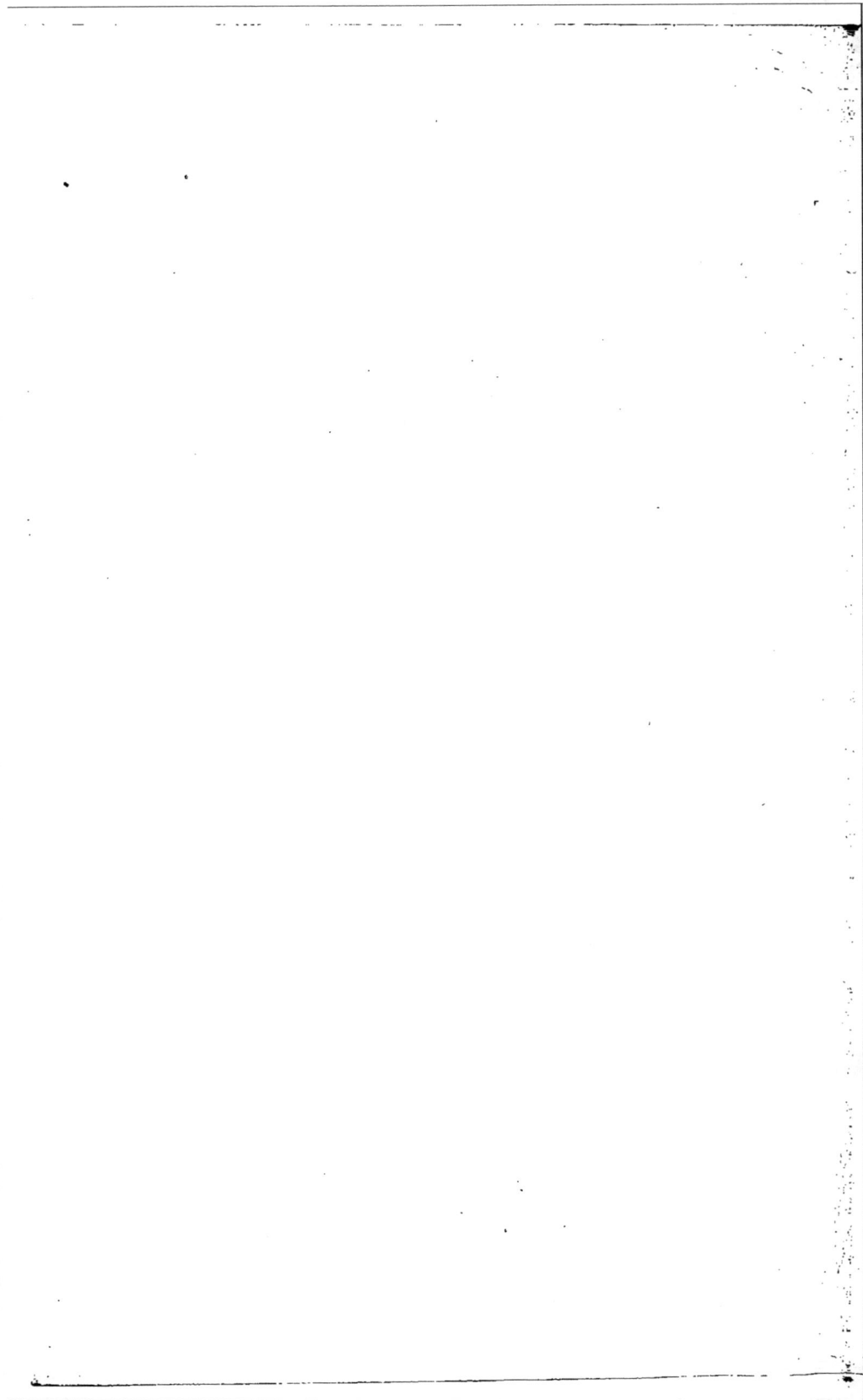

SOCIÉTÉ D'HYGIÈNE DE VICHY

# RAPPORT

SUR LES

# EAUX POTABLES

## DE VICHY

PAR

## LE DOCTEUR V. FRÉMONT

*22.a*
*1888*

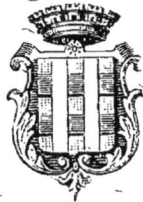

VICHY
C. BOUGAREL. IMPRIMEUR-ÉDITEUR
Rue Sornin
1888

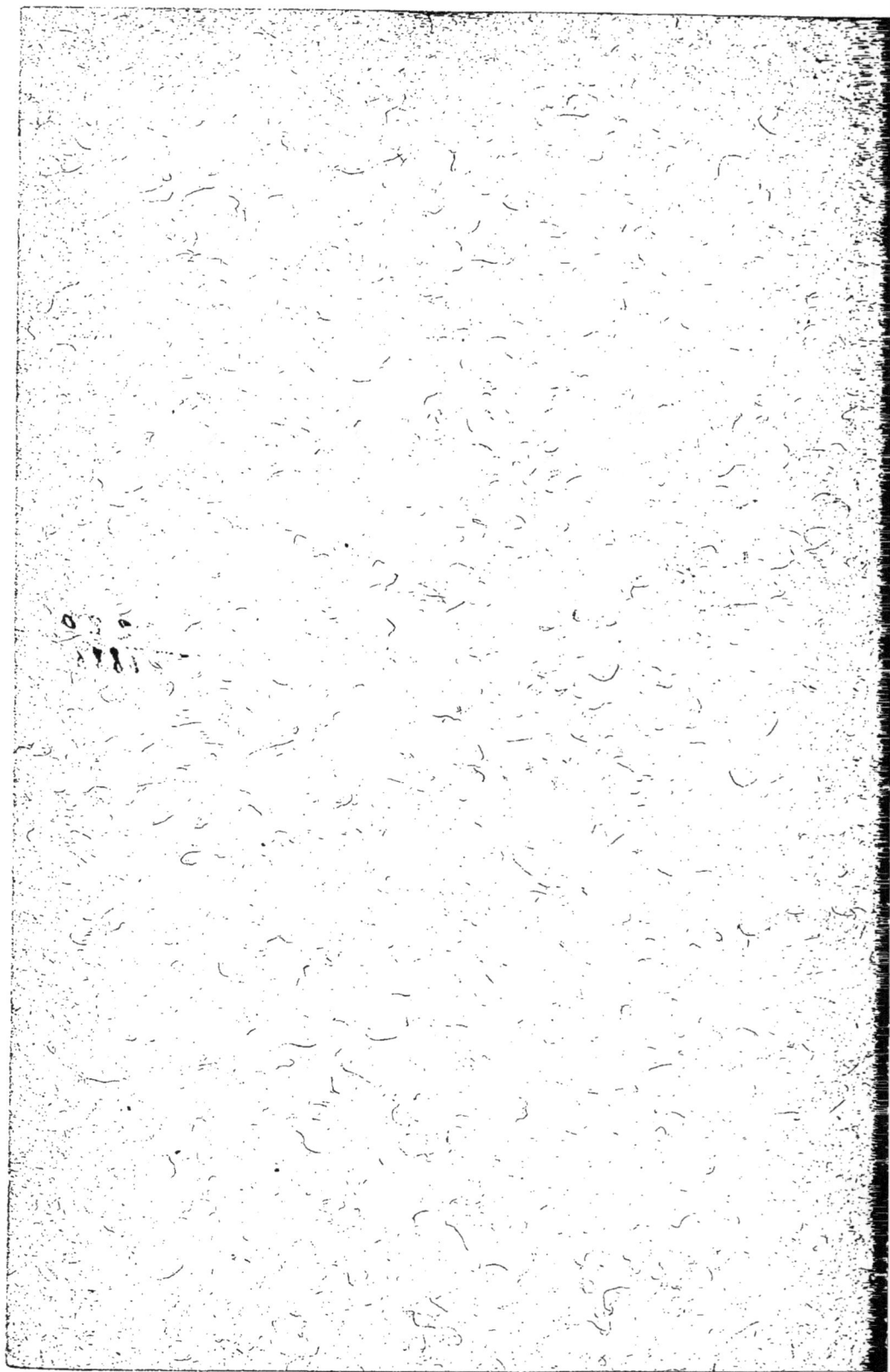

SOCIÉTÉ D'HYGIÈNE DE VICHY

# RAPPORT

SUR LES

# EAUX POTABLES

## DE VICHY

PAR

## Le Docteur V. FRÉMONT

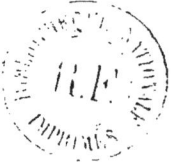

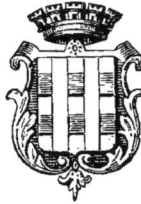

VICHY

C. BOUGAREL, IMPRIMEUR-ÉDITEUR

Rue Sornin

1886

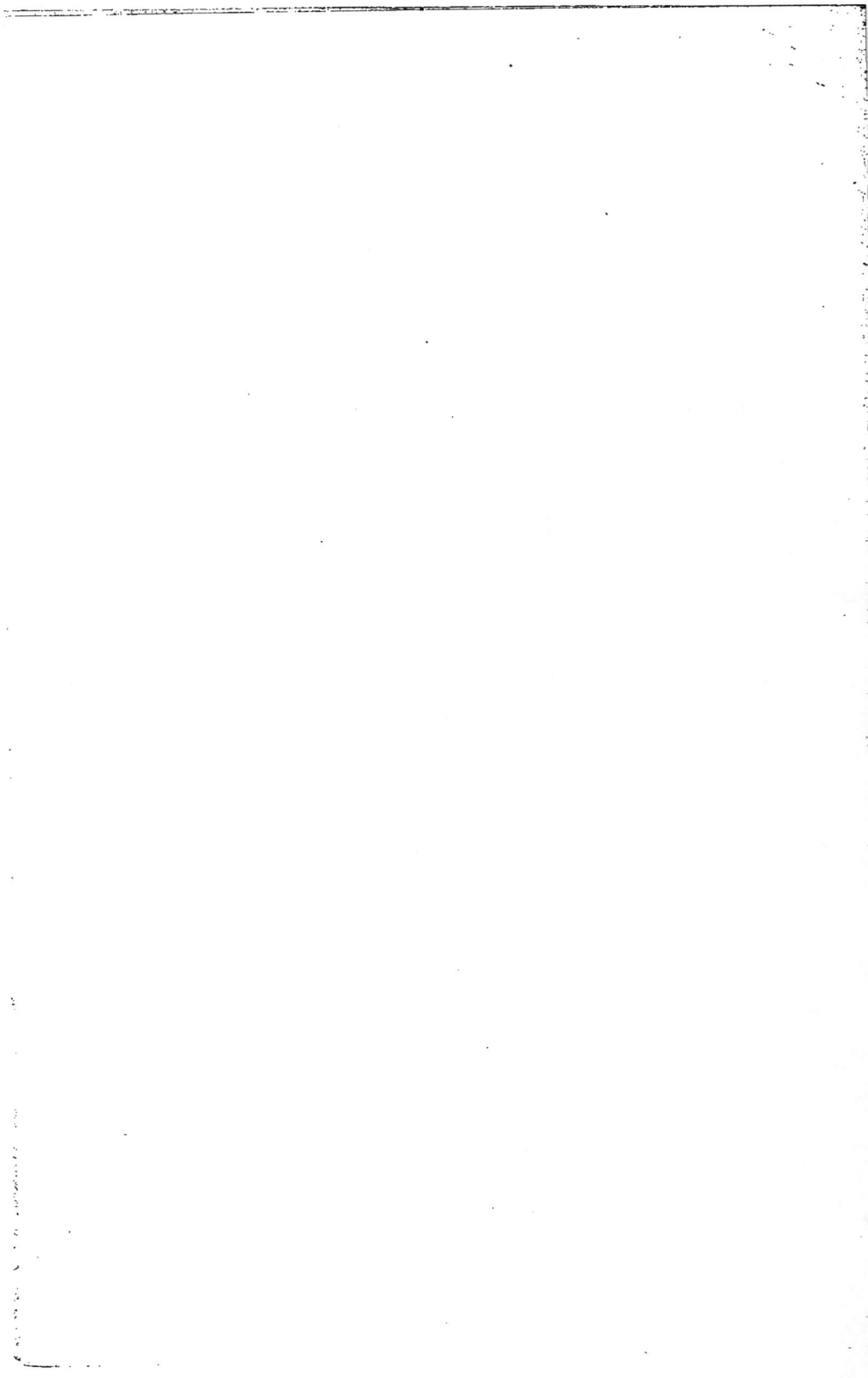

# RAPPORT

SUR LES

# EAUX POTABLES

## DE VICHY

Messieurs,

Dans la séance du 10 juin 1885, M. Bretet vous a lu la première partie du rapport de la commission des eaux potables de Vichy, elle traitait de la partie chimique.

Aujourd'hui, j'ai l'honneur de vous soumettre le rapport d'ensemble.

Quelles sont les diverses eaux qui servent ou peuvent servir à l'alimentation des habitants de Vichy ?

1° *L'eau des puits ;*
2° *L'eau des cours d'eau : l'Allier ou le Sichon ;*
3° *L'eau des sources des collines environnantes.*

Nous croyons remplir un devoir de justice en signalant deux études récentes qui traitent particulièrement de ces eaux : l'une est de MM. Batillat et Mallat, l'autre de M. Bretet.

## I. — PUITS DE VICHY

Les puits de Vichy doivent être divisés en deux catégories :

1° Les puits minéraux :
2° Les puits d'eau simple.

## 1° PUITS MINÉRAUX

Les puits minéraux existent à Vichy. Il est facile de comprendre que l'eau minérale puisse communiquer avec un puits, puisqu'elle jaillit en certains endroits. Avant l'existence de la loi si juste sur le périmètre protecteur des sources, bien des habitants de Vichy auraient pu se payer une source minérale à peu de frais.

Cependant il ne faudrait pas croire que tous les puits de Vichy aient de l'eau minérale. La croyance à l'existence d'un grand nombre de puits à eau minérale, existe chez beaucoup de personnes, voire des médecins étrangers à notre station. C'est là une grande erreur et qu'il importe de relever.

En réalité, il n'y a, à Vichy, que deux ou trois puits à eau minérale. L'eau de ces puits est facile à reconnaître : dès qu'elle renferme un gramme de bicarbonate de soude par litre, elle trouble le vin.

Il est évident que l'eau de ces puits ne doit pas servir à l'alimentation régulière.

## 2° PUITS A EAU SIMPLE

L'eau des puits de Vichy est limpide et fraîche en été, tempérée en hiver, inodore, d'une saveur agréable. Elle dissout le savon et cuit les légumes secs, tient en dissolution une proportion convenable d'air, d'acide carbonique et de substances minérales.

On y remarque une certaine quantité de bicarbonate de chaux, du chlorure de sodium, et des traces d'acide phosphorique.

Le bicarbonate de chaux se transforme, par l'abandon à l'air de son excès d'acide carbonique, en carbonate de chaux insoluble. La présence de ce sel rend l'eau un peu dure, elle dissout moins bien le savon, cuit plus lentement les légumes et les rend moins tendres. Le carbonate de chaux, en se combinant avec la substance des légumes, forme à leur sur-

face une substance dure dite *léguminate de chaux*. Au point
de vue de l'usage de cette eau à l'intérieur, elle n'en est que
meilleure, car cette petite quantité de carbonate de chaux
est utile et peut servir à former les os.

On doit voir dans la présence du chlorure de sodium et
de l'acide phosphorique un indice de la contamination de
l'eau des puits de Vichy par les puisards et les fosses
d'aisances. La présence de ces substances ne peut s'expli-
quer par la nature des terrains que traverse cette eau.
Au reste, le chlorure de sodium et l'acide phosphorique ne
s'y trouvent pas à dose dangereuse. Fonssagrives recom-
mande de mettre du chlorure de sodium dans l'eau distillée.
Quant au phosphore, il ne peut que nous être utile.

Cependant, le fait que la nappe d'eau souterraine qui
alimente les puits de Vichy est contaminée, aurait de
l'importance si une épidémie éclatait. L'eau pourrait de-
venir le véhicule des microbes pathogènes et déterminer
ainsi la dissémination rapide de l'épidémie. C'est là un
point qu'il est bon de ne pas perdre de vue. Mais jusqu'ici, rien ne peut faire redouter l'usage de cette eau. La
santé des habitants de Vichy est excellente. Si nous appli-
quons ici le grand principe qui guide tous les hygiénistes
dans l'estimation de la qualité d'une eau, c'est-à-dire l'état
de santé des populations qui la consomment, nous serons
obligés de convenir que l'eau des puits de Vichy est potable
et qu'elle est bonne.

Il est bien évident que nous ne parlons pas des puits
contaminés, directement, par des infiltrations des fosses
d'aisances ou des puisards; comme dans toutes les villes, il
en existe à Vichy; la mauvaise qualité de leur eau est in-
discutable, on ne doit pas s'en servir pour l'alimentation.

L'insouciance de nos concitoyens, au sujet de leur eau
d'alimentation, ne saurait trop nous étonner. Avec les puisards, les fosses non étanches, ils ont déjà altéré cette eau,
et dans peu, la rendront tout à fait mauvaise. Nous ne
voyons là qu'une mesquine question d'économie, alors que

notre santé à tous est mise en jeu. Dans quelques années, si on n'y prend pas garde, la nappe d'eau qui alimente les puits de Vichy ne pourra plus servir à la consommation à l'intérieur.

Les frais de glace nécessités en été pour rafraîchir l'eau dont on a si grand besoin et dans de si grandes proportions, dépasseront de beaucoup les économies passées, faites avec ce système déplorable. Donc pas de fosses non étanches, et l'eau des puisards aux égouts.

## II. — EAUX DES COURS D'EAUX

Pendant l'hiver, Vichy consomme une petite quantité d'eau; les hôtels, les maisons meublées sont déserts et beaucoup d'habitants se contentent de l'eau de leurs puits. Pendant l'été, il faut à Vichy beaucoup d'eau, il lui en faut plus que le nécessaire pour qu'il en ait assez. La première station thermale du monde se doit à elle-même une parfaite propreté : elle y trouvera plaisir, santé et fortune. Mais pour obtenir ce résultat, il faut beaucoup, beaucoup d'eau ; de l'eau pour arroser abondamment, fréquemment ses rues, ses promenades, ses jardins publics et particuliers, de l'eau enfin pour la consommation de ses établissements de bains, d'hydrothérapie et pour les divers usages de la vie.

Vichy se trouve admirablement situé pour remplir ce besoin. Il peut prendre de l'eau parfaite à deux origines : le Sichon, l'Allier.

### 1° LE SICHON

Un instant, votre Commission a eu l'idée d'étudier les conditions hygiéniques et financières dans lesquelles on pourrait établir un barrage sur le cours du Sichon, de manière à faire entre deux collines un immense réservoir d'eau dont l'approvisionnement en hiver pourrait parer à toutes les sécheresses de l'été. En faisant par exemple ce barrage à 10 kilomètres de Vichy, on aurait une prise d'eau suffisamment élevée pour que, sans machine, avec de simples con-

duites, nous puissions amener cette eau dans notre ville
avec une pression parfaitement suffisante. Elle ne réclame-
rait aucun procédé d'épuration, car elle serait parfaitement
pure et limpide. Enfin, il y aurait là une immense source de
force pour l'industrie des deux villes de Cusset et Vichy.

Mais, votre Commission a pensé qu'elle devait s'occuper
du plus pressé, de l'eau de l'Allier, qui nous est fournie actuellement. Tout ce que nous pouvons dire, c'est que, à prix
égal, on peut prendre de l'eau du Sichon ou de l'eau de
l'Allier.

L'eau du Sichon est parfaite : les recherches de M. Bretet
sont absolument concordantes avec les résultats fournis par
une analyse que j'ai fait faire à Paris il y a deux ans.

## 2° EAU DE L'ALLIER

Actuellement, nous avons une prise d'eau sur l'Allier :
quelque soit le projet adopté, pendant plusieurs années
encore nous serons alimentés par cette eau ; c'est donc celle
que nous devons étudier spécialement.

L'analyse chimique de l'eau de l'Allier, puisée au niveau
de la prise d'eau ou d'un robinet d'une maison quelconque
indique une eau parfaitement potable : elle ne renferme pas
de carbonate de chaux, dissout très bien le savon et cuit parfaitement les légumes secs.

A certaines époques, presque à chaque crue, cette eau se
charge de principes terreux qui lui communiquent une cou-
leur rougeâtre : elle renferme toujours alors une certaine
quantité de matières organiques.

En tout temps, on trouve des traces de matières organiques dans l'eau de l'Allier distribuée dans les maisons.
Quelles sont les raisons de la présence de ces matières organiques ?

L'Allier ne traverse aucune grande ville avant d'arriver
à Vichy, et peut être considérée comme de l'eau de source.
Issoire, Pont-du-Château, Thiers, sur un de ses affluents, ne

sauraient compter à ce point de vue. — *Une eau courante s'assainit spontanément*. Les affluents qu'elle reçoit diluent les impuretés, les matières étrangères se précipitent surtout par adhérence au fond du lit et aux bords, enfin les matières organiques s'oxydent chemin faisant et l'eau elle-même reprend de l'oxygène. Le mouvement de l'eau qui multiplie les contacts avec l'air atmosphérique est un agent puissant de cette oxydation. Pour toutes ces raisons, l'eau de l'Allier, à Vichy, ne saurait être contaminée par les villes citées.

Lorsqu'on examine l'endroit où se fait la prise d'eau, on est moins étonné de cette présence de matières organiques dans l'eau de l'Allier ; il y a là une digue en pierres sèches où tous les détritus, animaux et végétaux s'arrêtent, séjournent et fermentent. Immédiatement au-dessus de cette digue, du même côté que la prise d'eau, se trouve une sorte de marécage rempli de feuilles pourries, à peine recouvertes d'eau et dans d'excellentes conditions pour la fermentation. A chaque crue, tout cela est lavé, emporté et nous en avons la meilleure part.

La présence d'une petite quantité de matière terreuse, les jours de crue, dans l'eau de l'Allier, et celle d'une notable quantité d'éléments organiques, ne doit pas nous alarmer outre mesure. Les matières terreuses ne sont que désagréables. Quant aux matières organiques, en raison de la loi d'*assainissement spontané des eaux courantes*, il est certain qu'elles ne proviennent pas de loin, qu'elles viennent des terrains environnants : il est donc rationnel de penser qu'elles ne renferment pas de microbes pathogènes, ou microbes capables de déterminer des maladies. L'observation de tous les jours est là pour le prouver. La santé de ceux qui boivent de l'eau de l'Allier ne laisse rien à désirer.

Cependant, il faut, autant que possible, avoir de l'eau pure. Nous avons deux moyens pour cela : 1° puiser l'eau dans de meilleures conditions ; 2° lui enlever, artificiellement, ses impuretés.

### 1º PUISER L'EAU DANS DE MEILLEURES CONDITIONS

Pour cela, il faut et *il suffit* de puiser l'eau de l'Allier au milieu de son cours, et de prolonger le tuyau de la prise jusqu'à ce point.

Il faudrait installer la prise d'eau entre deux eaux, pour éviter les sédiments du fond.

Les impuretés d'une eau courante lui arrivent par ses bords, elles se mélangent lentement avec la masse, et comme elles se brûlent chemin faisant, il en résulte que le milieu d'un cours d'eau un peu considérable est toujours meilleur et souvent parfait ; en l'absence de crue, l'eau de l'Allier puisée au milieu de son cours, donne une eau exempte de souillures organiques. — Lors des crues, celles-ci seront bien moins considérables. L'analyse chimique de l'eau de l'Allier, puisée, en temps ordinaire, au milieu de son cours en face la prise d'eau, ne révèle pas traces de matières organiques.

### 2º AMÉLIORATION DE L'EAU

Le meilleur moyen d'améliorer l'eau a été l'objet de bien des études ; c'est un sujet toujours plein d'intérêt et de difficultés. — Parmi les moyens d'amélioration, se trouve : 1º le *filtre naturel* : il peut se réaliser de deux manières :

(A) **Creuser un puits non loin de l'Allier**. L'eau traversant facilement les terrains d'alluvion, se filtrerait dans ce passage ; les pompes prendraient cette eau pour la monter dans les réservoirs.— La commission des eaux aurait fait les études nécessaires pour savoir si cela était possible, mais ce procédé est mauvais. — Il est établi que lorsqu'on creuse un puits près d'un cours d'eau, on obtient, ordinairement, non pas de l'eau du cours d'eau, mais de l'eau de la nappe souterraine. Lorsque le niveau de l'eau s'élève par suite de crue, alors seulement une partie de l'eau du cours d'eau se déverse dans la nappe souterraine.

(B) **Galeries filtrantes**. — Creuser sur les bords de l'Allier, et parallèlement à son cours, des tranchées dont le fond aurait au moins la profondeur du lit de l'Allier. Si le terrain de la rive est une couche épaisse de sable ou de gravier, on suppose que l'eau du cours d'eau arrive par aspiration dans la tranchée pratiquée, en subissant une filtration à travers le sol perméable.

L'observation a démontré que la théorie des galeries filtrantes, ainsi résumée, est une illusion. On croit recevoir l'eau du cours d'eau, et c'est l'eau de la nappe souterraine qu'on obtient, celle-ci alimentant d'ordinaire les cours d'eau et n'en recevant rien que dans le moment des hautes eaux.

Lyon, Vienne, Halle-sur-Saale, Toulouse, ont eu recours au système des galeries filtrantes, mais sans avantages marqués du reste. Outre les inconvénients déjà signalés, les galeries filtrantes sont mauvaises parce qu'on ne peut les laver, les changer ; elles finissent par s'encombrer, se remplir d'algues. A Vienne, il a fallu en creuser de nouvelles. A Lyon, Rollet propose de renoncer à ce moyen pour prendre l'eau des sources voisines ; à Halle, le Crenothrix (algue) a envahi les galeries d'une manière intolérable. En outre de toutes ces raisons, il faut ajouter qu'à Vichy on pourrait voir jaillir de l'eau minérale dans les galeries filtrantes.

En un mot, tous ces moyens donnent une autre eau que celle qu'on cherche et deviennent mauvais parce qu'ils ne peuvent se nettoyer.

2° **Filtre artificiel**, est le meilleur moyen d'améliorer l'eau. Employé immédiatement après la décantation qui débarrasse l'eau de ses plus grosses impuretés, il donne d'excellents résultats.

La filtration se pratique dans des bassins à sol étanche, à parois verticales qui renferment par couches alternantes les matières choisies pour opérer la filtration. Il faut donner au filtre une épaisseur de 1m50 ; le sable fin qui en est la partie la plus efficace, doit occuper les deux tiers de la masse totale. Il est nécessaire que l'eau traverse le filtre lentement : en moyenne, avec une *vitesse de 15 centimètres à l'heure,* par conséquent sous une faible pression — le contraire aurait l'inconvénient d'entraîner les impuretés à peine déposées.

Le filtre artificiel doit être revêtu d'une voûte assez épaisse pour soustraire l'eau à l'influence de la gelée et du soleil.

La vitesse imposée à l'eau filtrante est d'autant plus grande qu'elle est plus pure.

Tous les mois, ou plus souvent suivant les cas, on nettoie le filtre. Ordinairement on enlève quelques centimètres de sable à la surface, parce que c'est là que les impuretés se déposent en plus grande abondance. D'autres fois, on fait passer un courant d'eau dans un sens opposé, mais ce moyen est moins bon.

Les grosses impuretés minérales organiques sont retenues par le filtre. Les matières dissoutes passent et il est certain que les microbes, cause de maladies, ne sauraient être arrêtés par lui.

Au reste, il faut le dire bien haut, l'entretien du filtre est pour beaucoup dans son efficacité : *mieux vaut pas de filtre qu'un filtre mal entretenu.* Il laisse passer les impuretés de l'eau, entretient une sécurité trompeuse, rend à l'eau les impuretés qu'il avait arrêtées, putréfiées à la suite de leur stagnation dans les interstices des couches filtrantes.

3° **Décantation** : L'eau trouble, au repos, se clarifie. L'eau amenée du courant dans des bassins, y séjourne de 24 à 36 heures avant de subir la filtration. On ne saurait laisser la masse à décanter plus de 36 heures, parce que le repos lui-même est favorable à la fermentation et au développement de la végétation inférieure.

En ayant soin de construire un bassin à fond incliné, on peut, après le temps de repos nécessaire pour la décantation enlever les matières déposées en ouvrant un robinet dans le point le plus déclive. Après cette épuration, l'eau peut être envoyée sur le filtre ou dans les conduites de distribution de l'eau par un autre robinet.

Il est certain que cette simple opération de la décantation améliorerait beaucoup l'eau de l'Allier et, en attendant qu'on puisse nous donner un filtre, nous ne saurions trop la recommander à nos édiles.

# III. — EAU DES SOURCES

## DES COLLINES ENVIRONNANTES

Il existe autour de Vichy des collines où l'on trouve des sources abondantes. Les eaux de sources pourraient être employées ; leurs qualités et leurs défauts seront suffisamment connus lorsque nous aurons étudié l'eau de la Font-Fiolant, qui peut en être considérée comme le type.

### EAU DE LA FONT-FIOLANT

On a parlé de l'eau de la Font-Fiolant pour le futur hôpital de Vichy. Cette eau est très chargée en bicarbonate de chaux. Ce défaut ne saurait la faire prohiber de l'alimentation car il ne saurait atteindre la santé. Pourvu que l'estomac supporte cette eau, elle ne fera que donner au corps d'excellents principes.

Seulement, il faut bien savoir qu'elle exige une plus grande dépense de savon, cuit moins bien les légumes, dépose sur les conduites et diminue progressivement leur calibre ; enfin qu'elle incrustera les parois des machines à vapeur, obligera à des dépenses exagérées de combustible, et exposera les chauffeurs à des accidents.

Nous ne croyons pas devoir insister sur l'installation des réservoirs, la pression nécessaire, le calibre des tuyaux de conduite, la quantité d'eau nécessaire à Vichy. Ces diverses questions relèvent surtout de notre administration, qui sait combien il est urgent de s'en occuper.

### DISTRIBUTION DE L'EAU DANS LES MAISONS

Il est juste de faire payer l'eau consommée. Les moyens de vérifier la quantité sont au nombre de deux : 1° on donne tant de mètres cubes par jour ; 2° on a un compteur.

Les deux moyens nécessitent l'installation, dans le grenier de la maison, d'un réservoir pour obtenir de la pression. Avec ces systèmes l'eau est chaude en été, glacée en hiver. Il est certain que ces raisons les rendraient mauvais dans toute autre ville que Vichy. Mais je sais que la plupart des maisons ne se servent d'eau de l'Allier que pour la toilette, pour les usages externes. Dans ces conditions, il est évident que ces procédés sont suffisants.

Le robinet de jauge suffit à l'administration pour vérifier la quantité d'eau. Avec la pression moyenne de l'eau, il ne laisse passer que la quantité d'eau à laquelle on s'est abonné. Mais il faut que cette pression reste telle qu'elle a été prévue, car la quantité d'eau qui passe diminue d'autant plus qu'il y a moins de pression. Je connais telle maison abonnée à 4 m. c. d'eau par 24 heures, qui est restée sans eau pendant deux jours parce que cette pression était insuffisante.

Avec le compteur on ne dépense également que l'eau qui est marquée, mais il faut un parfait fonctionnement, et c'est une condition encore difficile à obtenir.

En outre, le compteur fait perdre une grande force ascensionnelle et ne saurait être employé dans tous les quartiers d'une ville dont la pression d'eau est minime.

A Vichy, la pression est insuffisante dans beaucoup de quartiers ; seuls les plus rapprochés du réservoir et les plus bas ont de l'eau. On peut combattre ce défaut en élevant le réservoir et en augmentant la dimension des conduites. On perd d'autant moins de pression que les conduites sont plus larges. Ce point est parfaitement connu de tous, il n'y a pas lieu d'y insister. A Lille, pour maintenir la pression uniforme, on a construit un second réservoir à l'extrémité opposée de celui où l'on met l'eau puisée.

Les établissements publics de bains, d'hydrothérapie, les usines, doivent avoir un réservoir. Sans cela, au moment où ils prendraient leur eau, comme il leur en faut au même moment une grande quantité, ils abaisseraient trop la pression dans les conduites, et les autres consommateurs ne pourraient en avoir.

Etant donné que Vichy est dans une situation particulière qui lui commande la plus grande propreté, on ne saurait lui donner de l'eau avec trop de largesse. Peut-être pourrait-on se contenter de faire comme dans certaines villes, où on paie l'eau d'après le diamètre du tuyau de prise sur les conduites de la ville.

En hiver, la Ville bénéficie de l'absence de dépense d'eau de la part des abonnés : ce serait une raison de plus pour être large.

Nous sommes convaincu que si nous avions une quantité d'eau suffisante, nous pourrions recourir au système du tout à l'égout ou tout par l'égout.

Peut-être pourrait-on dire que la population de Vichy ne saurait fournir des principes de contamination suffisants pour altérer sérieusement l'Allier.

Il n'y a pas de grande ville après Vichy ; et toutes les matières organiques déversées par Vichy dans cette rivière seraient brûlées bien avant leur arrivée dans un centre important. C'est là un point qui demanderait une étude à part : cette conclusion serait peut-être erronée. Mais ce qui ne saurait offrir le moindre doute, c'est qu'il serait facile de faire arriver nos égouts chargés de toutes les matières sur les terrains d'alluvion qui sont près de Vichy. Par ce moyen les matières seraient brûlées, les eaux épurées, et les champs fertilisés deviendraient une source de rapports importants.

Grâce au système du tout à l'égout ou par l'égout, notre ville serait saine, propre, la nappe d'eau souterraine cesserait d'être altérée ; enfin, chacun réaliserait une grande économie, car les vidanges seraient supprimées.

## PRÉCAUTIONS A PRENDRE
### POUR L'USAGE DE L'EAU DE L'ALLIER

En raison même de leur pureté (A. Gautier) les eaux de l'Allier et du Sichon attaquent les conduites en plomb. Le plomb doit être exclu de toutes les parties de la distribution d'eau qui servent à l'aspiration, à la ventilation, à la mise en réserve.

Hamon fabrique à Paris des tuyaux de plomb *doublés d'étain*. C'est un procédé que l'hygiène ne saurait trop louer.

Malheureusement il augmente de 30 à 40 p. 100 le prix de revient des conduites : il nous semble que ce ne serait pas payer trop cher une sécurité parfaite. Cependant il faut savoir qu'avec des conduites en plomb n'existant que dans la maison, le danger est nul si l'eau ne séjourne pas. Mais c'est tout différent, si elle reste des jours et des semaines. Une famille qui rentrait de villégiature, et qui se mit à consommer son eau abandonnée depuis des mois au contact du plomb, fut prise de phénomènes d'intoxication.

Il est donc rationnel de faire d'abord couler et de perdre entièrement les premières portions de l'eau qui sort des robinets, quand ils sont restés une nuit sans fonctionner, à plus forte raison, lorsqu'il s'est passé des jours et des semaines.

Les tuyaux neufs sont attaqués par l'eau plus énergiquement que les tuyaux anciens. Il faut faire passer une notable quantité d'eau, avant de s'en servir, dans les tuyaux neufs ou récemment réparés, même quand il ne s'agit que de soudure de plomb.

# CONCLUSIONS

Les conclusions de ce rapport, écourté à dessein, sont :

1º **La suppression des fosses non étanches** pour arrêter l'altération de la couche souterraine de l'eau de Vichy. **La création d'égouts** pour recevoir toute l'eau des puisards, des fosses, et mieux encore, toutes les matières des fosses.

2º L'étude par notre Conseil municipal du choix à faire

d'une prise d'eau sur le Sichon ou l'Allier. Ces eaux sont également bonnes ; seule la question d'argent doit faire préférer l'une à l'autre.

3º *Prolonger immédiatement la prise d'eau actuelle au milieu de l'Allier* ; elle donnerait en temps ordinaire de l'eau exempte de matières organiques.

4º Si l'on décide de prendre de l'eau de l'Allier il faut :
Elever l'altitude des réservoirs, augmenter le volume des conduites, créer des bassins spéciaux pour la décantation et pour l'établissement d'un filtre artificiel.

Messieurs, l'accomplissement de toutes ces conclusions demanderait plusieurs années et beaucoup d'argent. Votre Commission désire obtenir tout d'abord ce qu'il y a de plus pressant et de plus simple. Elle a décidé de n'adresser à notre Conseil municipal, aux efforts duquel nous rendons justice, qu'une seule demande : « *La prolongation de la prise d'eau actuelle au milieu de l'Allier* ; prolongation qui fournirait en temps ordinaire de l'eau parfaite.

En raison de l'intérêt qu'il y a pour chaque habitant à bien connaître cette question capitale des eaux potables de Vichy, votre Commission, messieurs, a pensé qu'il était bon d'inviter les divers journaux de la localité à publier ce rapport. Dans ce but, j'en ai écarté avec soin tous les termes scientifiques ; il est bon que tous sachent ce qu'il faut faire et ce qu'ils doivent faire. Il est nécessaire que nous soyons tous unis pour la plus grande prospérité de notre belle station thermale, qui peut avoir des stations concurrentes, plus ou moins similaires, mais n'aura jamais de rivales.

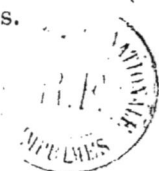

VICHY. — IMP. BOUGAREL. RUE SORNIN.

www.ingramcontent.com/pod-product-compliance
Lightning Source LLC
Chambersburg PA
CBHW060535200326

41520CB00017B/5242